Wafa Dahmani
Nour Elleuch
Hanene Jaziri

Carteira para estagiários de medicina

Wafa Dahmani
Nour Elleuch
Hanene Jaziri

Carteira para estagiários de medicina

Conceção de um guia para os internos do serviço de gastroenterologia

ScienciaScripts

Cover image: www.ingimage.com

This book is a translation from the original published under ISBN 978-620-6-72726-2.

Publisher:
Sciencia Scripts
is a trademark of
Dodo Books Indian Ocean Ltd. and OmniScriptum S.R.L publishing group

120 High Road, East Finchley, London, N2 9ED, United Kingdom
Str. Armeneasca 28/1, office 1, Chisinau MD-2012, Republic of Moldova, Europe
Printed at: see last page
ISBN: 978-620-8-31030-1

AGRADECIMENTOS

Ao meu Mestre e Presidente do Júri Pr Mehdi KSIAA

Honrou-me profundamente ao aceitar presidir ao júri da minha memória.

Para a minha Mestre e Juíza Professora Amina AOUNALLAH

Sinto-me honrado com o privilégio que me foi dado de julgar este trabalho.

Ao meu supervisor Pr Ag Nour ELLEUCH

Deram-me a honra de supervisionar este trabalho e espero ter podido corresponder às vossas expectativas... altura.

Não há palavras para exprimir a minha profunda gratidão para convosco.

Muito obrigado

Caros Mestres,

As suas qualidades científicas, pedagógicas e humanas serão um grande trunfo para mim.

exemplo a seguir no exercício da minha profissão.

Permitam-me que vos exprima, através desta obra, a expressão da minha grande estima e dos meus mais sinceros agradecimentos.

ÍNDICE DE CONTEÚDOS

INTRODUÇÃO

Recentemente, foram efectuadas grandes reformas nos estudos médicos na Tunísia, com a introdução de um currículo baseado nas competências, centrado no estudante e no doente. Para se adaptar eficazmente a estas mudanças, é crucial capacitar os alunos no seu processo de aprendizagem, encorajar o desenvolvimento progressivo e estruturado das suas competências e oferecer-lhes oportunidades de autoavaliação. Estas preocupações levaram à procura de soluções como a criação de portefólios.

O portefólio, que serve simultaneamente de instrumento de aprendizagem e de avaliação, emergiu recentemente como uma referência fundamental nos programas de formação dos profissionais de saúde (1).

A integração deste instrumento no currículo de formação dos estudantes de medicina, nomeadamente durante o internato, é particularmente oportuna. O internato, período fulcral da formação médica, caracteriza-se por um elevado grau de autonomia e por uma imersão direta no ambiente hospitalar. O portefólio fornece um quadro estruturado para apoiar os internos nesta transição, encorajando a reflexão crítica e a avaliação das suas práticas(3).

Permite-lhes documentar o progresso da sua aprendizagem, objetivar os ajustamentos necessários e medir continuamente a consecução dos seus objectivos (2). No entanto, até à data, não existe um portefólio específico para os estagiários, o que pode criar uma lacuna relativamente significativa na sua formação. A ausência de um instrumento deste tipo poderia, de facto, privá-los de um quadro estruturado para avaliar e melhorar a sua prática.

A introdução deste portefólio não é apenas um passo no sentido de uma melhoria pedagógica, tanto mais que o portefólio foi adotado pela nossa Faculdade de Medicina de Sousse como meio de aprendizagem e de avaliação dos estudantes de licenciatura, mas também uma necessidade para garantir uma formação de qualidade, em conformidade com as exigências contemporâneas da medicina e as necessidades dos estudantes.

O objetivo deste trabalho é, portanto, elaborar um guia de portefólio para os internos da Faculdade de Medicina de Sousse afectos ao serviço de hepato-gastroenterologia (HGE), a fim de o implementar no ambiente clínico.

MATERIAIS E MÉTODOS

1. ANÁLISE DAS NECESSIDADES :

A fim de conceber um guia de portefólio que responda às necessidades específicas dos estagiários em HGE, implementámos uma abordagem em duas fases:

1.1. REVISÃO DA LITERATURA :

Em primeiro lugar, procedemos a uma revisão da literatura, a fim de nos basearmos na evidência empírica e na experiência documentada para conceber um portefólio que responda às necessidades específicas dos internos afectos à HGE. Para o efeito, realizámos uma pesquisa bibliográfica sobre os seguintes temas: educação médica, portefólios e competências específicas da HGE exigidas a um interno de medicina. Utilizámos as seguintes bases de dados: PubMed, MedLine e Google Scholar, utilizando as seguintes palavras-chave: Assessment, grading, Student performance, portfolio, Curriculum, Documentation, Competencebasededucation, Evaluation, Education, Medical Graduate, Internship, Gastroenterology, Competency.

1.2. AVALIAÇÃO DA SITUAÇÃO ATUAL :

Para avaliar o estado de formação dos estagiários afectos ao serviço do HGE, nós efectuou uma análise aprofundada da literatura.

Revisão da literatura :

- **Infra-estruturas e recursos:** Examinámos as infra-estruturas e os recursos disponíveis no serviço de HGE do Hospital Sahloul, nomeadamente as condições de trabalho dos estagiários e o acesso ao material necessário à sua formação.
- **Organização dos estágios:** Analisámos a forma como os estágios foram

organizados e geridos, prestando especial atenção à supervisão, às interações com os doentes e à diversidade dos casos clínicos.

➢ **Currículo de formação:** Estudámos os documentos oficiais e os guias de formação fornecidos pela faculdade para identificar as competências visadas e os métodos de ensino recomendados.

2. GUIA DA CARTEIRA :

Para conceber o guia da carteira, seguimos os passos abaixo:

➢ **Definição dos objectivos:** Identificámos os objectivos pedagógicos específicos para o estágio em EGH e as competências a avaliar através do portefólio, formulados de forma clara, específica, mensurável, exequível e definida no tempo para facilitar a sua avaliação.

➢ **Estruturação da carteira**: A carteira é concebida para responder às necessidades específicas dos estagiários e favorecer o seu desenvolvimento profissional. Inclui:

- Uma secção introdutória: apresentação geral da carteira, do seu objetivo e do seu funcionamento.
- Uma secção dedicada à documentação das actividades clínicas: os estagiários são convidados a documentar os casos clínicos a que assistiram, centrando-se nas suas funções e no que aprenderam.
- Um espaço de reflexão pessoal: Este espaço permite aos estagiários reflectirem sobre as suas práticas, identificarem os seus pontos fortes e fracos e formularem objectivos de melhoria.
- Uma secção de avaliação: É aqui que os estagiários registam as suas avaliações formativas e sumativas, bem como o feedback dos seus tutores.
- Um espaço para mostrar competências interdisciplinares: os estagiários podem utilizar este espaço para mostrar as competências que adquiriram fora de um contexto estritamente clínico (trabalho em equipa, comunicação, etc.).

RESULTADOS

1. RESULTADOS DA REVISÃO DA LITERATURA

1.1. IDENTIFICAÇÃO DE BOAS PRATICAS :

Identificámos uma série de práticas eficazes para a conceção de portefólios no ensino médico. Os artigos analisados destacaram vários elementos-chave, que estão resumidos na Tabela 1.

Tabela I: Principais Boas Práticas na Utilização de Portefólios para Internos de Medicina

Nom de l'Auteur(s)	Année	Pratique	Description
Jia Yin Lim et al(4)	2023	Réflexion Personnelle	Cet article montre que la réflexion personnelle aide à intégrer les connaissances acquises en pratique clinique et améliore la compréhension des concepts médicaux.
T.Haldane et al(5)	2014	Récits de Situations Cliniques Complexes	Les récits de situations cliniques permettent de documenter et d'analyser des cas complexes, améliorant ainsi la résolution de problèmes cliniques.
E. Johnson et al(6)	2019	Feedback Structuré	Le feedback structuré améliore les compétences cliniques et la performance des internes. Les portfolios intégrant des sections pour le feedback facilitent le suivi des progrès.
Oudkerk Pool et al(7)	2018	Évaluation Basée sur les compétences	Les critères d'évaluation clairs permettent une évaluation précise des compétences des internes et facilitent la rétroaction.
Alomar et al(8)	2022	Apprentissage Multimodale	L'utilisation de divers formats de documentation enrichit le processus d'apprentissage et offre une évaluation complète des compétences cliniques et académiques.
Lisa Bußenius et al(9)	2022	Auto-évaluation	L'auto-évaluation encourage les internes à réfléchir sur leurs propres compétences et à identifier leurs points forts et faibles, favorisant un apprentissage autonome.
Tsekhmister	2020	Intégration de Cas	L'intégration de cas cliniques réels dans

et al(10)		Cliniques Réels	les portfolios permet aux internes d'appliquer leurs connaissances à des situations concrètes et d'améliorer leur prise de décision clinique.
Shrivastava et al(11)	2024	Le Tutorat	Les tuteurs jouent un rôle clé dans la guidance des internes, en facilitant la réflexion sur leurs pratiques et en fournissant des retours constructifs sur les portfolios.
Tochel et al (12)	2014	Évaluation Continue	Une évaluation continue à travers le portfolio permet de suivre le progrès des internes sur une période prolongée, offrant ainsi des opportunités d'amélioration continue.
Celis-Aguilar et al(13)	2023	Adoption de Plateformes Numériques	L'utilisation de plateformes numériques pour la gestion des portfolios simplifie l'organisation des documents, la gestion des retours, et facilite l'intégration des outils d'évaluation en ligne.
Lim et al(14)	2021	Décomposition des Compétences en Micro-Unités	En décomposant les compétences en unités plus petites et spécifiques, cette méthode permet une évaluation plus détaillée et plus facile à gérer, facilitant l'identification des domaines nécessitant des améliorations.

1.2. COMPETENCIAS-CHAVE EM HGE :

A revisão da literatura identificou as competências-chave em GES, divididas em competências gerais e específicas. Entre as competências gerais, os internos devem ser proficientes na realização de entrevistas e exames físicos detalhados, na prescrição e interpretação de exames complementares e na comunicação eficaz com os doentes e a equipa de saúde (15). Devem também praticar a reflexão crítica e a autoavaliação para melhorar continuamente as suas competências. Em termos de competências específicas, os internos devem ser capazes de efetuar procedimentos técnicos essenciais, como punções de ascite e inserção de sondas nasogástricas, e ser capazes de diagnosticar e tratar patologias comuns e urgentes no GEP (7,16-19).

2. VISÃO GERAL DO

2.1. CURSOS NA L'INTERNE

Na Tunísia, a formação em medicina geral tem uma duração de seis anos, incluindo um estágio no sexto ano. Este ano é dividido em quatro estágios de três meses em serviços especializados, sendo os principais a Medicina e as especialidades médicas, a Cirurgia e as especialidades cirúrgicas, a Pediatria e a Obstetrícia e Ginecologia. Os internos são afectados aos serviços do HGE de acordo com uma classificação estabelecida pela Faculdade de Medicina. No final do estágio, as suas competências são avaliadas através de um exame clínico objetivo estruturado (OSCE), que integra os conhecimentos e as competências adquiridas durante os diferentes estágios.

2.2. APRESENTAÇÃO DO SERVIÇO

Os serviços da HGE estão organizados em três grandes áreas funcionais:

- **Hospitalização**: acolher e acompanhar os doentes.
- **Consultas em ambulatório**: para consultas em ambulatório.
- **Endoscopia digestiva**: para procedimentos de diagnóstico e terapêuticos.

As principais actividades do departamento incluem

- **Pessoal diário**: reunião às 8h30 para discutir novos pacientes e casos em curso.
- **Visitas diárias**: avaliação e acompanhamento dos doentes internados.
- **Grande visita semanal**: análise aprofundada dos casos com toda a equipa.

➢ **Consultas diárias em** regime ambulatório: tratamento de doentes em regime ambulatório.

➢ **Atividade endoscópica diária**: realização de procedimentos endoscópicos.

➢ **Pessoal semanal**: apresentação de casos complexos e aulas teóricas.

2.3. ATIVIDADE DOS INTERNOS NO SERVIÇO DE HGE :

A análise das actividades reais dos estagiários do HGE revelou um certo desfasamento entre as expectativas teóricas e a prática quotidiana. Embora seja suposto os estagiários :

➢ **Participar ativamente nas actividades clínicas:** As observações mostram que a participação efectiva varia de um residente para outro e de um período para outro. Alguns são mais pró-activos na gestão dos doentes, enquanto outros tendem a ficar em segundo plano.

➢ Serviço **de permanência**: O serviço de permanência é uma parte essencial da formação. No entanto, o baixo rácio entre internos e doentes, associado a uma organização por vezes inadequada dos serviços de permanência, pode levar a uma sobrecarga de trabalho para os internos, em detrimento da sua aprendizagem e bem-estar.

➢ **Realização de tarefas técnicas:** As oportunidades de realizar tarefas técnicas são por vezes limitadas pela disponibilidade de supervisores.

➢ **Desenvolvimento de competências interpessoais:** Embora a comunicação com os doentes seja valorizada, os estagiários nem sempre recebem apoio suficiente para melhorar as suas competências interpessoais.

➢ **Trabalhar em equipa:** Os estagiários estão integrados nas equipas de cuidados, mas a natureza da sua colaboração pode variar em função da equipa.

2.4. Avaliação e validação do curso :

Atualmente, a validação dos estágios em HGE assenta numa avaliação qualitativa baseada sobretudo na assiduidade e no comportamento geral do estagiário.

3. CONSTRUÇÃO DA CARTEIRA

As escolhas pedagógicas relativas ao conteúdo e à organização do portefólio baseiam-se nos resultados da revisão da literatura, respondendo simultaneamente às necessidades identificadas na revisão, nomeadamente em termos da carga de trabalho dos estagiários e dos recursos disponíveis.

3.1. Definição de objectivos :

Os objectivos gerais da carteira são :

- **Facilitar a aquisição e a avaliação de competências específicas**: Assegurar uma avaliação contínua e aprofundada das competências clínicas e teóricas, com ênfase nas práticas e competências específicas do GEE.
- **Documentar a aprendizagem de uma forma estruturada**: Proporcionar um meio de registar e acompanhar as experiências clínicas e a aprendizagem ao longo do estágio, assegurando uma avaliação abrangente e integrada.
- **Incentivar a interação construtiva entre professores e estagiários**: Utilizar o portefólio como uma ferramenta para facilitar discussões regulares e feedback construtivo entre os estagiários e os seus tutores, apoiando assim a aprendizagem reflexiva.
- **Permitir uma avaliação contínua e dinâmica**: Fornecer uma visão geral das competências adquiridas e dos progressos realizados, avaliando o desempenho ao longo do tempo e não num determinado momento.

3.2. CONTEUDO DA CARTEIRA

A carteira inclui as seguintes secções:

3.2.1. Introdução :

➢ Apresentação geral: Descrição do portefólio, do seu objetivo e da forma como deve ser utilizado. Incluir instruções claras sobre a forma de preencher cada secção.

➢ Objectivos de aprendizagem: Declaração dos objectivos de aprendizagem que a carteira pretende atingir.

3.2.2. Documentação das actividades clínicas :

As actividades clínicas dos estagiários são documentadas principalmente através de :

➢ **Récits de Situations Complexes Authentiques (RSCA) (Histórias de Situações Complexas Autênticas)**: trata-se de escrever

análise pormenorizada de situações clínicas complexas encontradas durante os estágios em HGE, tais como doenças digestivas raras ou situações de emergência. As RSCAs devem incluir:

▪ **Um relato narrativo**: Descrever o contexto e os pormenores da situação clínica encontrada, salientando os desafios específicos da HGE.

▪ **Análise das questões**: discutir as dificuldades encontradas e os objectivos do estudo, em relação às competências clínicas e técnicas específicas do HGE.

▪ **Investigação e resumo**: Integrar informação validada relevante para o caso, com um resumo da aprendizagem adquirida e das competências desenvolvidas

(1.1, 2.2.1).

- **Questionamento da situação clínica**: trata-se da documentação de um problema específico encontrado no HGE, tal como uma situação ética ligada à gestão de um doente ou um dilema clínico. Esta secção visa promover a reflexão crítica sobre questões complexas (1.2).
- **Acções técnicas**: Registo das acções técnicas realizadas, com descrição do contexto, da técnica e dos resultados obtidos.
- **Observações e interações:** Notas sobre interações com doentes, equipas de cuidados e aspectos particulares de consultas ou visitas.

3.2.2. Reflexão pessoal :

- **Diário**: Um espaço para os estagiários registarem os seus pensamentos sobre as suas práticas clínicas, os seus pontos fortes e fracos e os seus sentimentos sobre as situações com que se deparam.
- **Objectivos de melhoria:** Os estagiários devem formular objectivos pessoais com base nas suas reflexões e reacções. Estes objectivos devem ser SMART (específicos, mensuráveis, realizáveis, realistas e limitados no tempo).

3.2.3. Recursos e referências :

- Esta secção inclui recursos úteis para o desenvolvimento profissional, guias práticos, artigos relevantes e referências teóricas que podem ajudar os estagiários na sua aprendizagem.

3.3. Classificações :

3.3.1. Tipo de avaliação :

- **Avaliações formativas**: representadas pelas avaliações regulares efectuadas pelos supervisores, com comentários pormenorizados sobre as competências observadas e sugestões de melhoria.
- **Avaliações sumativas:** avaliação global efectuada no final do curso, com um resumo das competências adquiridas e recomendações para as etapas seguintes.

3.3.2. Elaboração de critérios de avaliação

- Competências clínicas: Avaliação das competências técnicas e clínicas com base em critérios precisos, como a execução correta de procedimentos técnicos e a gestão de casos clínicos.
- Competências interpessoais: Avaliação das competências de comunicação e de colaboração com os doentes e a equipa de saúde.
- Reflexão e autoavaliação: Análise da capacidade do estagiário para se auto-avaliar criticamente e identificar áreas a melhorar.

3.3.3. Procedimentos de avaliação :

- Feedback regular: Os supervisores dão feedback regular e estruturado sobre as várias secções do portefólio, centrando-se nas áreas a melhorar e nos êxitos alcançados.
- Utilização de uma grelha de avaliação: Será utilizada uma grelha de avaliação pormenorizada para avaliar o conteúdo da carteira, em especial a RSCA e as competências abrangidas.
- Revisões e ajustamentos : Os critérios de avaliação devem ser revistos

regularmente para garantir que reflectem os objectivos e as expectativas de formação dos diferentes serviços.

3.4. GUIA DE PORTEFOLIO PARA OS ESTAGIARIOS AFECTOS AO DEPARTAMENTO DE HGE:

Em anexo, encontra-se uma maquete da carteira proposta (Anexo 2).

4. IMPLEMENTAÇÃO DO PORTEFÓLIO EM CONTEXTOS CLÍNICOS

4.1. EXPLICAÇÕES :

A tutoria é essencial para o sucesso da carteira e para o progresso dos estagiários, permitindo-lhes :

- **Estabelecer uma relação de confiança**: Criar um ambiente de apoio onde as pessoas se sintam à vontade para discutir as suas dificuldades e sucessos (7).
- **Esclarecer os objectivos da formação**: Explicar os objectivos da tutoria e do portefólio no início do estágio, dando ênfase às competências específicas da EGH (2.3).
- **Facilitar a reflexão e a análise das RSCAs**: Ajudar os estagiários a redigir RSCAs de elevada qualidade, orientando-os na análise e reflexão sobre as situações clínicas complexas com que se deparam (8).
- **Avaliar os progressos**: Dar feedback regular sobre as competências adquiridas e os progressos efectuados. a evolução dos conhecimentos, com base nos critérios definidos para a HGE (2.4).

4.2. INTEGRAÇÃO NO CURRICULO :

- Alinhamento com o currículo: A carteira deve ser integrada de forma coerente no currículo de formação, com tempo reservado para a sua revisão e avaliação.
- Formação dos supervisores: Os supervisores devem receber formação sobre a utilização do portefólio e sobre a avaliação baseada no portefólio, a fim de garantir que as competências dos estagiários são avaliadas de forma coerente e justa.

4.3. APLICAÇÃO E ACOMPANHAMENTO

Fase piloto :

- Teste da carteira: testar a carteira com um grupo de estagiários para obter feedback sobre a sua utilidade e eficácia.
- Ajustes : Ajustar o portefólio com base nas reacções recebidas durante a fase-piloto para melhor responder às necessidades dos estagiários e dos supervisores.

Implantação :

- Formação inicial: Organizar sessões de formação para estagiários e supervisores sobre a utilização do portefólio, o seu objetivo e a forma de o utilizar eficazmente.
- Acompanhamento contínuo: Acompanhamento regular para avaliar a utilização da carteira, resolver eventuais problemas e implementar melhorias contínuas.

DISCUSSÃO

O estágio é uma fase de transição crucial nos estudos médicos. Para melhorar a formação dos estagiários afectos ao serviço de EHG, desenvolvemos um portefólio cujo principal objetivo é informar o seu esquema de aprendizagem e servir de roteiro ao longo do estágio. Este dossier foi concebido para responder às diferentes necessidades identificadas no nosso estudo, com base nas melhores práticas reconhecidas e tendo em conta as especificidades do contexto tunisino, nomeadamente no âmbito do serviço de GEE do Hospital Sahloul.

1. PORQUÊ A CARTEIRA?

O portefólio é um método revolucionário de aquisição de competências devido aos aspectos da aprendizagem que permite avaliar e que não são acessíveis com outros métodos. Estes incluem a auto-formação, a autoavaliação e a reflexividade. Trata-se de uma verdadeira mudança de paradigma da pedagogia baseada na transmissão para uma aprendizagem baseada nas competências (20). Tornou-se um dos novos métodos de ensino, e a implementação do portefólio durante as várias etapas dos estudos médicos, neste caso durante o internato, parece necessária (5,21,22).

1.1. O PORTEFOLIO COMO FERRAMENTA DE APRENDIZAGEM :

Com a mudança de paradigmas e tendências de ensino para uma abordagem participativa que encoraja os estudantes a serem autónomos na sua aprendizagem, a implementação de métodos de ensino activos e modernos parece imperativa. Vários centros de formação estão a tentar conceber portefólios como um meio de aprendizagem. O objetivo é registar regularmente as várias realizações significativas para o aprendente. Permite ao aprendente acompanhar os seus progressos e ajuda-o a tomar consciência da sua aprendizagem, através de uma espécie de reflexão/reflexividade permanente e de um olhar crítico sobre o que aprendeu e realizou(11,14). A ideia de elaborar um portfólio para os estagiários afectos aos serviços de GES decorre sobretudo do facto de, até ao momento, não existir um meio de traçar objetivamente as suas realizações e situar as competências adquiridas. Este dossier poderia também ser utilizado para todos os estágios da disciplina médica, sendo construído em torno das competências cognitivas, processuais e transdisciplinares que um interno deve adquirir ao longo do seu estágio.

1.2. O PORTEFOLIO COMO INSTRUMENTO DE AVALIAÇÃO :

Vários estudos analisaram a utilização de portefólios na avaliação de profissionais de saúde, explorando as formas como têm sido utilizados para avaliações formativas e sumativas, respetivamente, e examinando as condições para a sua exatidão e validade (12). Uma revisão sistemática da fidelidade dos portefólios na formação médica registou uma taxa de fidelidade de 63%(23). No contexto de uma tomada de decisão de alto risco (concursos nacionais, por exemplo), procura-se um limiar de fidelidade de cerca de 80%; o aumento do número de avaliadores formados permitiria atingir este limiar. Várias medidas têm um impacto positivo na concordância entre avaliadores, incluindo a formação dos avaliadores, a utilização de pequenos grupos de avaliadores formados, a consulta entre avaliadores antes (e por vezes depois) da avaliação e a utilização de grelhas de critérios com descritores qualitativos (rubricas) (24). Também é aconselhável não utilizar o portefólio como única ferramenta de avaliação, mas sim triangular os dados do portefólio com outros métodos de avaliação (OSCE ou outros) (12). A utilização de portefólios como meio de avaliação sumativa também conduz a uma maior adesão ao sistema. De facto, vários autores referem que, se os portefólios não forem formalmente avaliados, a sua utilização diminui. Parece que, quando não é exigida a presença no trabalho do portefólio, os participantes não lhe dedicam tanto tempo (25). Através deste trabalho, propomos a implementação do portefólio como meio de avaliação, para além dos OSCE realizados no final do curso de estágio. Isto permitiria ter em conta o trabalho de reflexão pessoal do estagiário durante o curso e obter uma validação das competências adquiridas e das que ainda devem ser desenvolvidas.

2. BENEFÍCIOS ESPERADOS DA UTILIZAÇÃO DA CARTEIRA :

A introdução do portefólio no percurso de formação médica oferece vantagens consideráveis tanto para os estudantes como para os professores.

2.1. PARA ESTAGIARIOS :

2.1.1. Desenvolver a aprendizagem autónoma

Um dos principais objectivos do portefólio é promover a aprendizagem autónoma, essencial para os estagiários durante os seus períodos de formação. Esta autonomia traduz-se na sua capacidade de avaliar criticamente a sua própria aprendizagem, identificar os seus pontos fortes e fracos e orientar o seu próprio desenvolvimento profissional. Isto encoraja uma abordagem proactiva e autodirigida da aprendizagem, em vez de depender apenas de orientação externa(5,26,27).

- **Capacidade de autoavaliação**: A carteira permite aos formandos registar as suas experiências clínicas, os casos que trataram e as competências que adquiriram. Ao refletir regularmente sobre estes elementos, os estagiários podem identificar os seus pontos fortes e as áreas a melhorar. Por exemplo, ao documentar um caso complexo de hepatite aguda grave, os estagiários podem avaliar a gestão do doente, identificar áreas a melhorar e ajustar a sua prática em conformidade.

- **Auto-direção**: A carteira incentiva os estagiários a assumirem a responsabilidade pela sua aprendizagem, estabelecendo objectivos pessoais e profissionais. Por exemplo, um estagiário pode estabelecer um objetivo de melhoria na realização de um exame proctológico e acompanhar os seus progressos através da carteira. Esta competência é crucial para o seu desenvolvimento profissional, pois permite-lhes continuar a progredir ao longo da sua carreira médica, adaptando-se a novos requisitos e desenvolvimentos na área.

2.2.2. Aquisição de competências reflexivas

A reflexividade é outra grande vantagem da utilização do portefólio. Permite que os estagiários desenvolvam uma consciência crítica e profunda da sua própria prática e do seu desenvolvimento profissional.

O portefólio constitui um espaço de reflexão permanente sobre as experiências clínicas e a aprendizagem(28). Ao rever regularmente a sua prática e as suas experiências, os estudantes podem identificar áreas a melhorar e desenvolver estratégias para as abordar.

Ao utilizar o portefólio para refletir sobre casos clínicos, como o tratamento de um doente com cirrose descompensada, os estagiários podem analisar a sua abordagem diagnóstica e terapêutica. Esta reflexão permite-lhes aperfeiçoar a sua compreensão das melhores práticas e protocolos de tratamento, e reforçar a sua capacidade de aplicar conhecimentos teóricos a situações clínicas complexas.

2.2.3. Melhorar as práticas profissionais :

O portefólio facilita a integração do feedback recebido durante as sessões de supervisão. Por exemplo, após uma discussão com um mentor sobre um caso de cancro colorrectal, o estagiário pode ajustar as suas práticas com base nos conselhos e observações registados no portfolio. Esta capacidade de incorporar o feedback construtivo contribui para a melhoria contínua das competências clínicas e profissionais.

2.2. Para os professores:

Os professores também beneficiam da utilização do portefólio, com vantagens bem documentadas:

- **Melhoria da interação com os estagiários:** Os portefólios permitem uma interação mais profunda entre os professores e os estagiários. Os portefólios servem de ponto de partida para discussões mais ricas e construtivas entre estagiários e professores. Com os documentos redigidos pelos estagiários, os professores podem encetar um diálogo baseado em provas concretas, em vez de impressões gerais(29).
- **Conhecimento das necessidades dos estagiários:** Os professores podem identificar melhor os pontos fortes e fracos dos estagiários. A literatura indica que os portefólios fornecem uma visão geral útil das competências dos alunos, permitindo uma avaliação mais direcionada (12).
- **Conhecimento do currículo:** Os professores adquirem uma melhor compreensão do currículo e das suas deficiências. Os portefólios podem revelar aspectos do currículo que precisam de ser melhorados, fornecendo uma base para a melhoria contínua.

3. IMPLEMENTAÇÃO DA CARTEIRA: QUAIS SÃO OS DESAFIOS?

A implementação da carteira, embora promissora, não está isenta de desafios. Estes obstáculos podem influenciar a eficácia da carteira e a sua aceitação pelos estagiários e formadores.

3.1. GESTÃO DO TEMPO E DO VOLUME DE TRABALHO

Um dos principais desafios é a carga de trabalho adicional envolvida na gestão do portefólio. Os residentes, muitas vezes com horários ocupados e responsabilidades clínicas pesadas, podem considerar a manutenção do portefólio como uma tarefa que consome muito tempo(30). Para atenuar este problema, é essencial conceber a carteira de modo a que esta se integre perfeitamente nas suas rotinas diárias, sem acrescentar uma carga excessiva. Soluções como a integração de plataformas digitais para a gestão de carteiras podem ajudar a tornar o processo de documentação e atualização mais simples e eficiente(13).

3.2. CARGA COGNITIVA E REFLEXÃO ESCRITA: OS LIMITES DO REQUISITO DE ESCRITA

Apesar do reconhecimento do valor do portefólio, uma proporção significativa de estudantes considera que a exigência de escrever regularmente no portefólio gera um stress significativo. Alguns acham que a reflexão e a análise podem ser desenvolvidas sem a necessidade de documentação escrita, e consideram que esta tarefa adicional é uma perda de tempo que pode atrasar o processo de aprendizagem (31).

3.3. FORMAÇÃO E COERENCIA PARA OS TUTORES

A eficácia da carteira depende em grande medida da qualidade do feedback fornecido pelos tutores. Uma formação adequada dos tutores é crucial para garantir uma avaliação justa e construtiva. Os tutores devem receber formação não só sobre a utilização da carteira, mas também sobre os métodos de avaliação nela baseados. As disparidades na aplicação dos critérios de avaliação podem conduzir a avaliações desiguais e à variabilidade do feedback, o que pode afetar a qualidade global da aprendizagem (25).

3.4. ACEITAÇÃO E COMPROMISSO DE

A aceitação da carteira pelos estagiários é outro desafio. Se os benefícios do portfolio não forem claramente demonstrados, ou se os benefícios não forem imediatamente visíveis, os estagiários podem ter relutância em empenhar-se totalmente no processo. Por conseguinte, é importante sensibilizar os estagiários para as vantagens da carteira e dar-lhes formação sobre a forma de a utilizarem eficazmente. Sessões de orientação e exemplos concretos de como o portfolio pode melhorar a sua aprendizagem e avaliação podem ajudar a ultrapassar esta resistência inicial.

3.5. NORMALIZAÇÃO DAS PRATICAS :

A coerência na utilização e avaliação dos portefólios é também uma questão importante. É crucial definir normas claras e coerentes para a utilização do portefólio, a fim de assegurar uma avaliação uniforme das competências dos estagiários nos diferentes formadores. A revisão regular dos critérios de avaliação e das práticas de utilização pode ajudar a manter esta coerência (28).

4. PERSPECTIVAS FUTURAS :

Para maximizar os benefícios da carteira, podem ser consideradas várias perspectivas futuras (11,28,29,32,33):

4.1. FORMAÇÃO PARA GESTORES

A implementação bem sucedida do portefólio exigirá uma formação adequada dos supervisores para assegurar a utilização eficaz da ferramenta e uma avaliação justa e construtiva dos estagiários. Os supervisores terão de receber formação para dar feedback pormenorizado e utilizar os critérios de avaliação definidos, o que responde a uma das preocupações identificadas no nosso estudo.

4.2. GESTÃO DO VOLUME DE TRABALHO DOS ESTAGIARIOS

É essencial assegurar que a utilização da carteira não se torne um fardo adicional para os estagiários. Devem ser implementadas estratégias para integrar a carteira sem problemas na rotina diária dos estagiários, sem sobrecarregar os seus horários já ocupados:

➢ Incentive os estagiários a integrarem as suas reflexões sobre o portefólio nas suas actividades regulares, tais como discussões de casos clínicos ou avaliações de desempenho, para que se tornem uma parte natural da sua rotina profissional.

➢ O desenvolvimento de uma plataforma digital de fácil utilização para a gestão das carteiras pode simplificar a documentação e a atualização da informação. As ferramentas digitais permitem actualizações rápidas e um acesso fácil à informação, reduzindo a carga administrativa.

➢ A implementação de lembretes automáticos para prazos e actualizações pode ajudar o pessoal a manter-se organizado sem ter de se lembrar de todas as datas importantes.

➢ Conceber um modelo de portefólio simplificado que reduza a quantidade de documentação necessária, permitindo simultaneamente um acompanhamento eficaz dos progressos e das competências adquiridas.

- Fornecer modelos pré-definidos e exemplos de boas práticas para ajudar os estagiários a completar os seus portefólios de forma mais eficiente e em menos tempo.

4.3. Avaliação continua e revisões

A carteira deve ser regularmente revista e ajustada à luz do feedback dos residentes e supervisores. Esta abordagem assegurará que a carteira se mantém relevante e eficaz na satisfação das necessidades de formação e avaliação dos internos do HGE.

4.4. Avaliação longitudinal do impacto

Devem ser efectuados estudos longitudinais para avaliar o impacto do portefólio no desenvolvimento das competências dos residentes. Estes estudos poderiam fornecer dados valiosos sobre a forma como o portefólio influencia a progressão das competências e a melhoria da prática clínica. Os resultados destes estudos poderão orientar futuros ajustamentos ao modelo de portefólio para melhor responder às necessidades dos alunos.

CONCLUSÃO

A formação atual dos internos de medicina padece de uma falta de planificação sistémica e a avaliação limita-se frequentemente a um aspeto terminal e punitivo. Este facto evidencia a necessidade de uma abordagem mais integrada e contínua. Neste contexto, propusemos um guia de portefólio destinado aos internos afectos ao serviço de HGE como instrumento pedagógico inovador. Este guia explica em pormenor as vantagens do portefólio, o seu conteúdo, como pode ser aplicado e como otimizar a sua eficácia. Será criada uma fase-piloto para testar o modelo proposto, com adaptações previstas com base no feedback dos utilizadores, a fim de garantir a sua eficácia e integração bem sucedida no currículo de formação. Ao personalizar os critérios de avaliação e o conteúdo para cada especialidade, esta iniciativa poderá harmonizar as práticas de ensino na Faculdade de Medicina de Sousse, promovendo simultaneamente a aquisição de competências profissionais sólidas e duradouras para os futuros médicos.

REFERÊNCIAS

1. Naccache N, Samson L, Jouquan J. Le portfolio en éducation des sciences de la santé: un outil d'apprentissage, de développement professionnel et d'évaluation. Pédagogie Médicale. maio de 2006;7(2):110-27.

2. Amsellem-Ouazana D, Pee DV, Godin V. Utilização de portefólios como ferramenta de aprendizagem e avaliação numa sessão prática cirúrgica de urologia durante a formação médica pré-graduada. Medical Teacher. Jan 2006;28(4):356-9.

3. Buckley S, Coleman J, Davison I, S. Khan K, Zamora J, Malick S, et al. Os efeitos educativos dos portefólios na aprendizagem dos alunos durante o currículo de licenciatura: uma revisão sistemática da colaboração Best Evidence Medical Education (BEME). Guia BEME No. 11. Pédagogie Médicale. maio de 2012;13(2):115-45.

4. Lim JY, Ong SYK, Ng CYH, Chan KLE, Wu SYEA, So WZ, et al. Uma revisão sistemática da escrita reflexiva na educação médica. BMC Med Educ. 9 Jan 2023;23(1):12.

5. Haldane T. 'Portfolios' como método de avaliação no ensino médico. Gastroenterol Hepatol Bed Bench. 2014;7(2):89-93.

6. Johnson CE, Keating JL, Farlie MK, Kent F, Leech M, Molloy EK. Comportamentos dos educadores durante o feedback em contextos autênticos de prática clínica: um estudo observacional e uma análise sistemática. BMC Med Educ. Dez 2019;19(1):129.

7. A. OP. Competency-based portfolio assessment: unraveling stakeholder perspectives and assessment practices [Internet]. maastricht university; 2020 [cited 27 Aug 2024]. Disponível em: https://cris.maastrichtuniversity.nl/en/publications/6e14e871-22a6-49e4- ae53-b108f3375ead

8. Alomar AZ. Uma abordagem estruturada de ensino multimodal para melhorar as habilidades de exame físico musculoesquelético entre estudantes de graduação em medicina. Med Educ Online. Dez 2022;27(1):2114134.

9. Bußenius L, Harendza S, Van Den Bussche H, Selch S. Autoavaliação dos estudantes de medicina do último ano sobre as facetas de competência para residentes iniciantes. BMC Med Educ. 7 de fevereiro de 2022;22(1):82.

10. Tsekhmister Y. Effectiveness of case-based learning in medical and pharmacy education: A meta-analysis. ELECTRON J GEN MED. 1 Sep 2023;20(5):em515.

11. Shrivastava SR, Maulida AP. Simplificando a jornada médica: Leveraging Portfolios for Mentoring Medical Students. Journal of the Scientific Society. 2024;51(1):3-6.

12. Tochel C, Haig A, Hesketh A, Cadzow A, Beggs K, Colthart I, et al. A eficácia dos portefólios para avaliação e formação durante o currículo de pós-graduação. BEME Guide No. 12. medical pedagogy. maio 2014;15(2):113-48.

13. Celis-Aguilar E, Ruiz-Xicoténcatl J. Portfólios convencionais e electrónicos em residências médicas. Educación Médica. Sep 2018;19(5):309-15.

14. Lim AJS, Hong DZ, Pisupati A, Ong YT, Yeo JYH, Chong EJX, et al. Portfolio use in postgraduate medical education: a systematic scoping review. Postgraduate Medical Journal. 21 Jul 2023;99(1174):913-27.

15. Final+4687 (1).pdf.

16. Kadokawa Y, Katayama K, Takahashi K, Fukushima N, Tanaka S, Taniguchi Y, et al. A eficácia de uma aula de educação sobre doenças do fígado para fornecer informações aos pacientes e suas famílias. J Clin Med Res. 2017;9(3):207-12.

17. Tazinkeng N, Monteiro JFG, Thomson SR, David Y, Madkour A, Katsidzira L, et al. Formação em Gastroenterologia em África: uma avaliação do currículo e da perceção. The Lancet Gastroenterology & Hepatology. março de

2024;9(3):195-7.

18. Currículo de Gastroenterologia. 2019;

19. gastroenterologia-selectiva.pdf.

20. Huenges B, Woestmann B, Ruff-Dietrich S, Rusche H. Autoavaliação de competências durante a formação pós-graduada em medicina geral: Um estudo preliminar para desenvolver um portefólio para formação contínua. GMS Journal for Medical Education; 34(5):Doc68 [Internet]. 15 Nov 2017 [citado 29 Ago 2024]; Disponível em: http://www.egms.de/en/journals/zma/2017-34/zma001145.shtml

21. Challis M, Mathers NJ, Howe AC, Field NJ. Portfolio-based learning: continuing medical education for general practitioners - a mid-point evaluation. Medical Education. janeiro de 1997;31(1):22-6.

22. Long DM. Treinamento de residência baseado em competência: The Next Advance in Graduate Medical Education (O Próximo Avanço na Educação Médica de Graduação). Academic Medicine. dezembro de 2000;75(12):1178-83.

23. McCready T. Portfolios e a avaliação de competências em enfermagem: A literature review. Revista Internacional de Estudos de Enfermagem. Jan 2007;44(1):143-51.

24. Driessen E, Van Tartwijk J, Van Der Vleuten C, Wass V. Portfolios in medical education: why do they meet with mixed success? Uma revisão sistemática: portefólios. Medical Education. 28 Nov 2007;41(12):1224-33.

25. Pearson DJ, Heywood P. Portfolio use in general practice vocational training: a survey of GP registrars. Med Educ. Jan 2004;38(1):87-95.

26. Tochel C, Haig A, Hesketh A, Cadzow A, Beggs K, Colthart I, et al. The effectiveness of portfolios for postgraduate assessment and education (A eficácia dos portefólios para a avaliação e o ensino de pós-graduação): BEME Guide No 12. Medical Teacher. janeiro de 2009;31(4):299-318.

27. Thomé G, Hovenberg H, Edgren G. Portfolio as a method for continuous

assessment in an undergraduate health education programme. Medical Teacher. Jan 2006;28(6):e171-6.

28. Girardot D, Lambert C, Ratelle R. Condições de implementação do portfólio eletrónico "Aristóteles" num programa de formação de especialidade: um estudo piloto em radio-oncologia. Pédagogie Médicale. Nov 2010;11(4):213-24.

29. McEwen LA, Griffiths J, Schultz K. Desenvolvendo e implementando com sucesso um sistema de avaliação de portfólio baseado em competência em um programa de residência de pós-graduação em medicina familiar: Academic Medicine. nov 2015;90(11):1515-26.

30. Elango S, Jutti RC, Lee LK. Portfolio as a learning tool: students' perspective. Ann Acad Med Singapura. setembro de 2005;34(8):511-4.

31. Finlay, Maughan, Webster. Um estudo controlado e aleatório da aprendizagem de portefólios no ensino pré-graduado do cancro: Portfolio learning in cancer education. Medical Education. abril de 1998;32(2):172-6.

32. Pitts J, Coles C, Thomas P, Smith F. Enhancing reliability in portfolio assessment: discussions between assessors. Medical Teacher. Jan 2002;24(2):197-201.

33. Davis C, Curzio J. Avoiding the pitfalls of Action Learning (Evitar as armadilhas da aprendizagem pela ação). Nurse Education in Practice. Dez 2003;3(4):183-4.

APÊNDICES

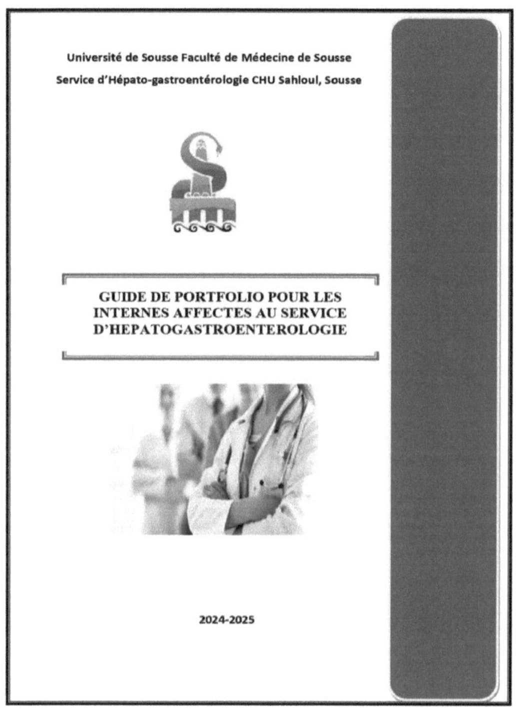

"Este portefólio será o seu companheiro de viagem durante todo o seu período de formação em Hepato-Gastro-Enterologia. Permitir-lhe-á documentar a sua aprendizagem, refletir sobre as suas práticas e construir a sua identidade profissional. É muito mais do que uma simples coleção de documentos; é uma ferramenta de capacitação, um espaço de diálogo consigo próprio e com os seus supervisores.

BEM-VINDO

"A equipa do Serviço de Hepatogastroenterologia dá-lhe as boas-vindas. Durante este estágio, irá familiarizar-se com situações médicas frequentes e de dificuldade variável, participar ativamente no tratamento dos doentes e adquirir competências técnicas essenciais. A sua aprendizagem será tanto mais eficaz quanto mais demonstrar disciplina, rigor, consciência profissional e sentido de relação com os doentes e a equipa de cuidados. O seu empenho e a sua curiosidade serão a chave do seu sucesso e comprometemo-nos a acompanhá-lo durante toda a sua aprendizagem.

ESTÁGIO NO SERVIÇO DE GASTROENTEROLOGIA DO HEPATO

A Hepato-Gastroenterologia é uma especialidade vasta e versátil, que engloba o tratamento médico de todas as doenças do aparelho digestivo e que abrange múltiplos órgãos (aparelho digestivo do esófago ao ânus, fígado e vias biliares, pâncreas, peritoneu) através de um prisma multidisciplinar (doenças inflamatórias, doenças infecciosas, gestão nutricional, oncologia, gestão de doenças crónicas, perturbações motoras digestivas, etc.).). Trata-se de uma especialidade médico-interventiva na qual a endoscopia desempenha um papel fundamental. "O Serviço de Hepato-Gastro-Enterologia de Sahloul oferece-lhe uma imersão completa no mundo da gastroenterologia. No centro da nossa unidade, que dispõe de 7 quartos e de uma unidade de endoscopia dinâmica, estará envolvido no tratamento dos doentes. A nossa organização, com reuniões diárias de pessoal e serviço de permanência regular, permitir-lhe-á desenvolver progressivamente as suas competências clínicas. Todos os dias, será confrontado com uma variedade de casos, o que lhe permitirá adquirir uma experiência sólida e desenvolver o seu espírito crítico.

Atividade do departamento

- **Organigrama do pessoal**: A reunião diária do pessoal médico começa às 8h30, marcando o início do dia de trabalho. Nestas reuniões, são discutidos os casos de permanência. Ser-lhe-á pedido que apresente os processos dos doentes admitidos durante o turno ou dos que desenvolveram complicações. Às terças-feiras, é organizada uma reunião especial para discutir casos problemáticos, seguida de uma sessão de bibliografia ou da apresentação de um caso clínico por um dos residentes.
- **Atividade do dia**: Após a reunião matinal da equipa, cada externo, interno e residente deve ir para o seu turno de acordo com a distribuição estabelecida. Serão responsáveis pelos vossos doentes e pela manutenção

dos seus registos. Cada médico sénior faz uma visita diária ao seu sector e deverá apresentar os casos pelos quais é responsável. A presença é obrigatória e a apresentação dos casos é obrigatória.

· **Serviço de permanência**: Enquanto estagiário, terá de trabalhar em serviço de urgência em pares com um residente, sob a responsabilidade de um médico sénior. Esta experiência permitir-lhe-á pôr em prática os seus conhecimentos e adquirir uma maior autonomia na gestão das situações de urgência.

COMPETÊNCIAS A ATINGIR

Durante este estágio, irá desenvolver e aperfeiçoar uma série de competências que são essenciais para a sua futura prática da medicina. Estas são as competências que terá de dominar:

1. **Competências gerais** :

• Domínio dos fundamentos científicos: Terá de ter uma compreensão profunda dos fundamentos científicos relacionados com as patologias digestivas, incluindo a anatomia, a fisiologia e a bioquímica do sistema digestivo. Certifique-se de que está familiarizado com os conceitos de farmacologia e microbiologia relevantes para uma prática informada.

• Aplicação do método científico: Aprenderá a formular hipóteses, a efetuar pesquisas bibliográficas e a interpretar os dados com rigor. Estas competências são cruciais para a tomada de decisões clínicas baseadas em provas.

• Comunicação profissional: Terá de desenvolver competências de comunicação eficazes com os doentes, as suas famílias e os membros da equipa médica. A capacidade de transmitir informações de forma clara e empática é essencial.

• Trabalho de equipa: A medicina moderna é frequentemente um trabalho de equipa. Trabalhará com uma variedade de profissionais de saúde e é importante ser capaz de trabalhar harmoniosamente como parte dessa equipa.

• Respeito pelos princípios éticos: A ética e a conduta profissional estão no cerne da prática médica. Deve respeitar sempre os princípios éticos e demonstrar profissionalismo nas suas interações com os doentes e os colegas.

2. **Competências específicas em matéria de HGE :**

- História clínica e exame físico: Terá de ser excelente na recolha e análise de dados. história clínica e na realização de exames clínicos completos, incluindo os exames proctológicos necessários para avaliar patologias específicas.
- Exploração paraclínica: A interpretação dos resultados biológicos, dos exames imagiológicos e dos procedimentos endoscópicos será uma parte essencial da sua formação. Certifique-se de que domina estas competências para obter um diagnóstico preciso.
- Diagnóstico: Será treinado para fazer diagnósticos precisos, particularmente em emergências digestivas. Terá também de saber estabelecer diagnósticos diferenciais para orientar o tratamento adequado.
- Terapêutica: Aprenderá a prescrever e a gerir tratamentos para várias patologias digestivas. A compreensão das opções de tratamento e a capacidade de adaptar o tratamento às necessidades individuais do doente serão essenciais.
- Prevenção: A prevenção é uma parte importante da medicina. Receberá formação para identificar factores de risco, promover hábitos de vida saudáveis e realizar rastreios eficazes.
- Procedimentos técnicos: O domínio de procedimentos técnicos, como a punção da ascite e a colocação de sonda nasogástrica, faz parte integrante das suas competências. Terá de praticar e dominar estas técnicas sob supervisão.

Estamos ansiosos por o ver progredir e por apoiar o seu desenvolvimento profissional ao longo do curso.

Desejamos-lhe o maior sucesso,

A equipa do Serviço de Hepatogastroenterologia

COMO CRIAR UM PORTEFÓLIO

O documento que se segue é um guia para o ajudar a criar um portefólio eficaz que represente a sua experiência de estágio. Eis as etapas e os elementos essenciais para a criação de um portefólio que lhe permitirá acompanhar os seus progressos e ilustrar as suas realizações.

-O que é uma carteira?

Uma carteira é um instrumento de documentação utilizado para :

• Recolher e organizar uma variedade de dados relacionados com a sua aprendizagem e realizações.
• Faça um relatório sobre o seu trabalho, destacando os seus esforços, progressos e realizações.

• Fornecer uma análise crítica do seu conteúdo, permitindo-lhe recuar e avaliar o seu trabalho.

-Porquê utilizar uma carteira?

Um portefólio oferece várias imagens:

• Consolidação da aprendizagem: Ao reunir todas as suas ferramentas e documentos num único local, pode acompanhar os seus progressos e identificar as dificuldades encontradas.
• Expressão pessoal: Para além de um exame, o portefólio permite-lhe mostrar a sua criatividade e personalidade.
• Reflexão e autoavaliação: Ao refletir sobre os documentos que escolhe incluir, desenvolve um processo de reflexão que o ajuda a avaliar as suas competências e progressos.

-Como se cria um portefólio?

Eis as principais etapas do desenvolvimento de uma carteira:

Seleção de documentos : Escolha os espaços h de aprendizagem mais significativos relacionados com o desenvolvimento das suas competências. Estes documentos podem incluir resumos, diagramas, tabelas, vídeos, etc.

2. Justificação dos documentos : Cada documento incluído deve ser precedido de uma explicação do seu interesse e da sua pertinência para a sua aprendizagem.

3. Reflexão crítica: Depois de cada documento, escreva uma reflexão pessoal sobre o que leu, o que aprendeu e como isso contribui para o seu desenvolvimento profissional. O seu dossier deve refletir as suas realizações e progressos, realçando simultaneamente as suas qualidades pessoais.

-Como deve ser estruturada a sua carteira?

A carteira pode ser estruturada da seguinte forma, embora esta estrutura possa ser adaptada às suas necessidades:

1. **Ficha de identificação**
2. **Actividades de aprendizagem**
3. **Competências a atingir**
4. **Biblioteca e pesquisa pessoal**
5. **Relatório de estágio**
6. **Comentários abertos, perspectivas**

As diferentes partes são descritas em seguida.

- **Formato do portefólio**

Existem vários formatos (papel; E-portfolio, WEB-portfolio). O formato em papel (pasta) foi escolhido pela sua facilidade de aplicação. Certifique-se de que o seu portefólio está bem organizado e é fácil de ler.

O CONCEITO DE TUTORIA

No início de cada estágio, estará sob a supervisão direta de um professor do hospital universitário, denominado tutor, nomeado pelo chefe de departamento, durante todo o período do estágio.

Como tutor, terá de :

- ▶ Demonstrar seriedade e profissionalismo.
- ▶ Adotar o conceito de tutoria estabelecendo uma relação propícia à troca
- ▶ fuctuoso com o seu tutor.
- ▶ Seja ativo e mostre a vontade de estar no centro da sua vocação.
- ▶ Assegurar regularmente que o ritmo das actividades de aprendizagem é mantido: no
- ▶ Recomenda-se vivamente a realização de, pelo menos, uma RSCA validada por mês.
- ▶ Diversificar os temas das actividades de aprendizagem.

Voh-e hJteur, pouna, a seu pedido:

- ▶ Orientar e supervisionar a aquisição de competências e as diversas actividades de aprendizagem da voh-e
- ▶ Para o orientar em :

Conecção/discussão de casos clínicos apresentados nas reuniões de pessoal.

Ajudá-lo a adquirir competências durante o seu estágio, visitando as camas dos doentes, supervisionando os procedimentos e...

Terá reuniões mensais com o seu supervisor durante o seu estágio.

· Na primeira entrevista, apresenta-se ao seu tutor. Traz o seu portefólio para que o tutor possa avaliar os seus progressos. Exprime as suas necessidades e expectativas em relação ao estágio. Em conjunto, discutem quaisquer dificuldades ou lacunas em relação à sua fase de progresso no curso. Juntos, definem as competências que precisam de adquirir e os objectivos que esperam alcançar durante o estágio.

. As entrevistas subsequentes constituirão u m a oportunidade para discutir ou clarificar estudos de casos clínicos de doentes hospitalizados (aprendizagem do raciocínio clínico, clarificação de zonas cinzentas: elementos-chave do diagnóstico, etc.). Durante cada entrevista, é igualmente convidado a apresentar as suas novas actividades de aprendizagem, nomeadamente a RSCA e o diário de bordo. O tutor valida (ou não) a atividade de aprendizagem apresentada. Se o trabalho não for validado, terá de fazer uma pesquisa mais aprofundada e retificar a sua atividade de aprendizagem, para que seja revalidada pelo seu tutor na entrevista seguinte.

-N o final do estágio, discute com o seu tutor se alcançou ou não os objectivos que se propôs no início do estágio, quais as dificuldades que encontrou e quais os desafios que ultrapassou.

AVALIAÇÃO

Avaliação do portefólio

No final de cada estágio, o tutor redigirá um parecer fundamentado no portefólio. Este parecer terá em conta vários parâmetros:

-O cumprimento das marcações e a qualidade dos intercâmbios tutor-tutor.

-Apoio ao sistema de tutoria.

-Qualidade de análise de situações clínicas complexas, com uma ênfase particular na reflexividade

-Todos os documentos que compõem a carteira.

Validação do curso

No final do estágio, o chefe de departamento, em consulta com o tutor, deve emitir um certificado de validação do estágio. Esta validação inclui a avaliação do portefólio e das capas:

-A sua aprendizagem prática e teórica.

-As suas relações com o pessoal médico e paramédico e com os seus pares.

-O seu apoio ao sistema educativo p01tfolio.

-Voh-e progresso durante o curso.

"O seu portefólio deve ser um reflexo autêntico da sua carreira e das suas aspirações. Deve contar a sua história de uma forma única e cativante. Para o ajudar a estruturar as suas ideias, fornecemos um exemplo de esquema abaixo. **Não hesite em adaptá-lo** às suas necessidades específicas e aos seus projectos fùturs. Este plano é apenas uma sugestão e encorajamo-lo a dar asas à sua criatividade."

1. Ficha de identificação

É como um bilhete de identidade que pode ser consultado pelo tutor de estágio ou pelo árbitro. Inclui uma fotografia, os seus dados de contacto (telefone, endereço eletrónico, morada, etc.) e um mini-curriculum vitae de "estudante". Inclui também o curso de estágio (estágios já efectuados).

-Nome próprio e apelido

-Data e local de nascimento

-Número do bilhete de identidade nacional

-Endereço

-Estado civil

-Email

-Tabela de telefone

Programa de estágio

Período	Estágio

2. Actividades de aprendizagem -

As actividades de aprendizagem podem ser variadas. Uma vez que a aprendizagem ativa e a reflexão são fortemente recomendadas, analisaremos em pormenor duas actividades: narração de situações autênticas complexas, diários de estágio, etc.

Como já foi referido, cada atividade de aprendizagem incluída no seu portefólio deve ser justificada (interesse, pertinência, etc.) e seguida de uma reflexão.

Relatório de Situação do Complexo Autêntico (ACSR):

Deve escrever pelo menos !histórias por mês, ou seja, 4 histórias durante o período de estágio, que deve validar com o seu tutor. Cada relato deve ter um título, e a data e o local da situação clínica também devem ser especificados. Não se trata de uma "observação clínica" no sentido médico do termo: é uma reflexão sobre uma situação vivida pessoalmente no decurso da sua prática quotidiana. O guião é composto por cinco partes: a narrativa, a análise, as competências necessárias e as tarefas de aprendizagem, o resumo e, por fim, as referências. O guião combina a descrição e a reflexão sobre uma situação complexa e autêntica, dando pormenores sobre os problemas colocados, os conhecimentos necessários, as competências envolvidas e as mudanças observadas na prática profissional.

Os cinco componentes de uma RSCA :

1 A história que descreve a situação
-A situação: onde e quando é que aconteceu? -O encontro com o paciente: elementos biopsicossociais quem é ele? O que é que ele me disse sobre o seu historial e patologia? O que é que o seu exame clínico me disse? -Cuidados com os doentes e resultados: o que aconteceu? -Os meus sentimentos
2) L'analyse (autoévaluation de ma pratique -As decisões que tomei eram válidas (medicina baseada em provas)? Os conhecimentos científicos de que disponho : Que dados científicos estavam disponíveis? Qual era o nível de evidência Estavam actualizados ,r.Circunstâncias clínicas : Influenciaram as minhas decisões O doente (desejos, representações) Tive isto em conta na minha abordagem aos cuidados? A competência do médico: Tive problemas com as minhas competências profissionais? Tive problemas com a minha personalidade? Considerei as minhas dúvidas e incertezas? -Que problemas encontrei? Estou a fazer perguntas que penso que precisam de ser analisadas em maior profundidade. Estou a fazer uma pesquisa bibliográfica Descrevi-o corretamente (livros, notas, palavras-chave...)? Ri-me do nível das provas?
3) As competências necessárias nesta situação e as tarefas de aprendizagem associadas. tarefas de aprendizagem auto-formação -As minhas competências adquiridas: que competências utilizei? -Competências a adquirir: que competências me faltam? -As minhas tarefas de aprendizagem: como é que posso adquirir estas competências? **4) La synthèse (le rétroviseur** O que é que eu aprendi? O que eu aprendi é aplicável ao paciente e à situação descrita? É provável que o que aprendi altere a minha abordagem? Escreva-os de acordo com as recomendações de Vancouver

Agenda de estágio:

Trata-se de uma coleção de situações memoráveis e/ou de acontecimentos pontuais ou específicos que o marcaram durante o seu estágio.

Situação-chave	Tipo de dificuldade encontrada	Referência documental	Resumo da investigação	CAT confrontado com uma situação analógico	Instrução do tutor
Caso 1					
Caso 2					
Caso 3					
Caso 4					

3. **Competências adquiridas**

O quadro seguinte ajudá-lo-á a identificar as competências que já adquiriu e aquelas em que gostaria de se concentrar mais. Não hesite em discutir os seus progressos e pedir feedback regular para se certificar de que está a atingir os seus objectivos de formação.

Categoria	Competências	Nível Aquisição (1-S)	Comentário	Objectivos da progresso
Competências gerais	Domínio dos fundamentos científicos			
	Aplicação dos métodos cientistas			
	Comunicação profissional			
	Trabalhar em equipa multidisciplinar			
	Cumprimento dos princípios éticos e deontológicos			
Competências específicas de HGE	História clínica e exame físico			
	- Avaliação paraclínica: Interpretação de testes biológicos Endoscopia por imagem			
	- Diagnóstico: Fazer o diagnóstico de emergências digestivas			
	- Terapêutica: Prescrição e gestão de tratamentos para patologias comuns no HGE			
	- Prevenção: Identificação factores de risco, promoção da saúde, rastreio			
	- Procedimentos técnicos: Domínio de procedimentos técnicos específicos Punção de ascite Sonda nasogástrica			

4. **Biblioteca e pesquisa pessoal**

Esta secção contém todos os documentos que procurava para o ajudar a resolver as várias questões difíceis que teve de enfrentar durante o seu estágio: artigos, actualizações, recomendações de sociedades científicas, etc.

5. Relatório de estágio

Nesta secção, descreverá :

- Razões para escolher o ensino de estágio ;
- Os objectivos de formação deste curso ;
- Os aspectos positivos e negativos do curso;
- Objectivos alcançados e não alcançados;
- Os novos objectivos de formação no final deste curso.

6. ESPAÇO LIVRE

Este é um espaço para se exprimir livremente em relação à sua autoavaliação global e à sua experiência do estágio, às dificuldades que encontrou, às experiências ou acontecimentos que se destacaram e às críticas e sugestões para melhorar a sua própria experiência de aprendizagem como parte da equipa.

RESUMO

Introdução: *As recentes reformas do sistema de ensino médico na Tunísia deram ênfase à aquisição de competências clínicas e ao desenvolvimento de uma abordagem centrada no aluno. Neste contexto, o portefólio parece ser um instrumento pedagógico pertinente para apoiar os internos na sua formação.*

Objetivo: *Elaborar um guia de portefólio para os internos da Faculdade de Medicina de Sousse afectos ao serviço de hepato-gastroenterologia (HGE), a fim de o aplicar em meio clínico.*

Métodos: *Foi efectuada uma revisão da literatura para identificar as melhores práticas em matéria de portefólios na área da medicina. Além disso, foi feita uma análise aprofundada do estado atual da formação dos internos do departamento de HGE para identificar as necessidades específicas deste grupo.*

Resultados: *O estudo resultou na criação de um guia de portefólio para os estagiários afectos ao departamento de HGE. Este guia define claramente os objectivos do portefólio, detalhando o seu conteúdo e métodos de aplicação. Propõe uma estrutura que inclui uma ficha de identificação, actividades de aprendizagem como o relato de situações autênticas complexas e o diário de estágio, bem como um espaço dedicado à reflexão pessoal. Foram igualmente definidos critérios de avaliação rigorosos para avaliar as competências clínicas e interpessoais dos estagiários, bem como a sua capacidade de autoavaliação.*

Conclusão: *Este trabalho permitiu a elaboração de um guia de portefólio personalizado para os internos afectos ao serviço de HGE, respondendo assim a uma necessidade específica da formação médica. Uma fase piloto permitirá ajustar o guia em função do feedback dos internos e dos tutores.*

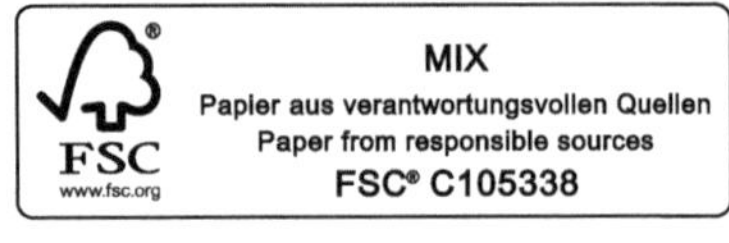

Printed by Books on Demand GmbH, Norderstedt / Germany